Mein Kind hat Asthma
– was tun?

Börm Bruckmeier Verlag

Gut leben trotz Asthma

Der Arzt hat bei Ihrem Kind Asthma festgestellt? Das ist sicher erst mal ein Schreck, denn Asthma ist eine Erkrankung, die sich auf das Leben Ihres Kindes, aber auch das Ihrer gesamten Familie auf vielfältige Art und Weise auswirken wird.
Vieles Selbstverständliche muss vielleicht neu bedacht werden und viele Aktivitäten müssen auf den momentanen Gesundheitszustand Ihres Kindes abgestimmt werden.

- *Die erste Fahrradtour des Jahres im Frühling mit der gesamten Familie muss aufgrund des allergischen Asthmas Ihres Kindes in Zukunft vielleicht ausfallen.*
- *Sie müssen plötzlich ganz anders darüber nachdenken, wohin Sie mit Ihrer Familie in die Ferien fahren.*
- *Ihr Kind muss lernen, regelmäßig seine Lungenfunktion zu messen und unter Umständen sogar regelmäßig Medikamente zu nehmen.*

Es wird dabei sicher auch das eine oder andere Mal Streit geben, wenn Ihr Kind gerade keine Lust hat, sich mit seiner Krankheit zu beschäftigen, wo doch die Sonne draußen so schön scheint und die Freunde warten. Oder es wird mal niedergeschlagen sein, weil es nicht so ist wie die anderen.
Dieser Ratgeber soll Ihnen ein genaueres Verständnis für die Krankheit Ihres Kindes und deren Entstehung vermitteln, die

wichtigsten ärztlichen Behandlungsmethoden erläutern sowie Verhaltensmaßregeln für den Notfall aufzeigen. Er soll Ihnen aber auch zeigen, was Sie und vor allem Ihr Kind darüber hinaus Tag für Tag tun können, um diese Erkrankung im Griff zu behalten. Denn Ziel muss sein, dass Ihr Kind nicht nur den selbstverantwortlichen Umgang mit sich und der Erkrankung lernt, sondern trotzdem auch Kind bleiben kann. Ein Balance-akt, der sich lohnt!

Wir wünschen Ihnen viel Erfolg.

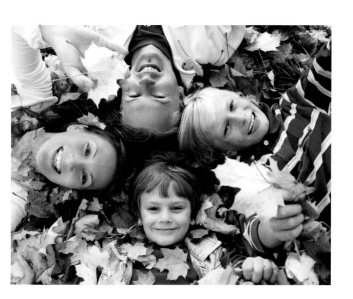

1 Wie funktionieren Luftwege und Lunge?

Atmen ist die Grundlage allen menschlichen Lebens. Der Mensch macht im Durchschnitt etwa 15 Atemzüge pro Minute, circa 22000 Atemzüge pro Tag. Atmen ist ein unbewusster Vorgang, erst wenn Probleme eingetreten sind, machen wir uns bewusst, wie wichtig Atmen ist.

Warum wir atmen

Durch die Atmung wird Sauerstoff über die Lunge in das Blut transportiert. Das Blut wiederum bringt den Sauerstoff, befördert durch die Pumpfunktion des Herzens, über seine Gefäße zu den Organen und in die Zellen. Um zu funktionieren, benötigt der menschliche Organismus Energie. Diese kann er nur durch „Verbrennung" erhalten. Da ohne Sauerstoff keine Verbrennung stattfindet und Verbrennung wiederum Kohlendioxid (CO_2) entstehen lässt, ist die Atmung das perfekte System, um einerseits immer neuen Nachschub an Sauerstoff (also Energie) zu liefern und gleichzeitig das entstehende CO_2 abzutransportieren.

Die Luft gelangt über Mund und Nase in die Luftröhre und von dort in die Hauptbronchien, die sich in der Lunge verzweigen. Die Bronchien, deren Aussehen an einen umgedrehten Baum erinnert, verzweigen sich weiter zu den Hauptbronchien, dann zu den Lappenbronchien, den Segmentbronchien bis hin zu den Bronchiolen.

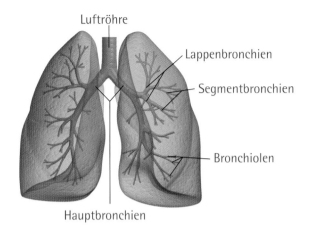

Luftröhre

Lappenbronchien

Segmentbronchien

Bronchiolen

Hauptbronchien

Die Bronchiolen gehen in die Lungenbläschen (Alveolen) über, die sich wie Weintrauben um die Bronchiolenendung anordnen. Der Mensch hat circa 300 Millionen solcher Lungenbläschen, die wiederum von einem feinen Blutgefäßnetz umgeben sind.

In den Lungenbläschen findet der sogenannte Gasaustausch statt, das heißt, Sauerstoff geht durch die Wände der Lungenbläschen in das Blut über und CO_2 wird vom Blut abgegeben, über die Alveolenwände aufgenommen und wieder ausgeatmet.

Der Luftweg wird bis zu den Lungenbläschen nicht nur immer kleiner, sondern auch immer dünnwandiger. Luftröhre, Haupt-, Lappen- und Segmentbronchien werden verstärkt und stabilisiert durch Knorpelspangen. In der Wand gibt es jedoch auch Muskulatur, die die Atmung durch ihre Kontraktion unterstützt. Die Bronchiolen dagegen, die nur noch einen Durchmesser von etwa 1 Millimeter haben, bestehen nur noch aus Muskelfasern.

Innen sind die Bronchien mit Schleimhaut und Flimmerhärchen ausgekleidet. Dies dient einerseits dazu, die eingeatmete Luft anzufeuchten, und andererseits dazu, Bestandteile der Luft, die nicht in die Lunge gelangen sollen, zum Beispiel Staub, Pollen oder Bakterien, wieder hinauszubefördern.

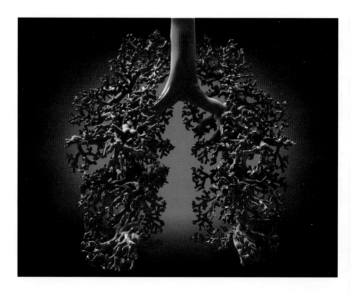

Im Bild ist eine Bronchiole mit Lungenbläschen zu sehen.

2 Was ist Asthma?

Die Bezeichnung „Asthma" kommt aus dem Griechischen und bedeutet übersetzt „Atemnot". Asthma wird auch als Asthma bronchiale oder Bronchialasthma bezeichnet.

In Deutschland sind etwa 10 Prozent der Kinder betroffen. Damit gehört Asthma zu den häufigsten chronischen Krankheiten im Kindesalter. Meist entwickelt sich Asthma bei Kindern zwischen dem vierten und fünften Lebensjahr. Bei etwa der Hälfte der betroffenen Kinder klingt die Erkrankung gegen Ende der Pubertät ab.

Asthma ist eine chronisch-entzündliche Erkrankung der Atemwege, die mit einer erhöhten Empfindlichkeit der Schleimhäute und einer Verengung der Atemwege einhergeht.

Im Gegensatz zum gesunden Kind reagieren beim asthmakranken Kind die Schleimhäute der Atemwege auf einen bestimmten auslösenden Reiz (zum Beispiel einen Stoff, auf den das Kind allergisch ist) mit einer Abwehrreaktion, der Entzündung. Wie bei jeder Entzündung rötet sich dann das betroffene Gewebe, es kommt zu einer verstärkten Durchblutung und einem Anschwellen der Schleimhäute. In der Folge wird zäher Schleim gebildet und die Muskulatur der Atemwege verkrampft sich, wodurch sich der Durchmesser der Bronchien verengt und die typischen Asthmasymptome entstehen (siehe Seite 10).

Wichtigste Risikofaktoren für die Entstehung von Asthma bei Kindern sind schon bestehende Allergien. Leidet ein Kind

zum Beispiel unter Heuschnupfen, kann sich daraus ein
Asthma entwickeln. Die zunächst auf die Nasenschleimhaut
beschränkte Empfindlichkeit geht dann auf die Bronchial-
schleimhaut über. Dies wird auch als „Etagenwechsel" bezeichnet. Weitere Risikofaktoren sind häufige Virusinfektionen und
Passivrauchen.

*Halten Sie Ihre Kinder von Tabakrauch fern, denn
Passivrauchen kann die Entstehung von Asthma bei
Kindern begünstigen.*

| 2.1   Krankheitszeichen von Asthma

Die typischen Beschwerden bei Kindern mit Asthma sind:
• Luftnot
• Kurzatmigkeit
• Husten
• Atemgeräusche wie zum Beispiel Pfeifen
• Engegefühl in der Brust
• Im Atemrhythmus auftretende Hauteinziehungen am
  Brustkorb
Die Luftnot tritt bevorzugt nachts auf und hat eher einen
anfallartigen Charakter. In der Regel ist vor allem das Ausat-
men erschwert.
Die Schwere und die Häufigkeit der Symptome können recht
unterschiedlich sein. Entsprechend wird Asthma in Schwere-
grade eingeteilt (siehe Kasten Seite 11).

Beim Asthmaanfall sind die Beschwerden im Prinzip dieselben, nur viel stärker ausgeprägt (siehe Seite 51).

> **Schweregrade von Asthma:**
> - **I: leichtes, gelegentlich auftretendes Asthma:**
>   *Beschwerden wie Husten und leichte Atemnot treten gelegentlich auf, gefolgt von beschwerdefreien Zeiten, die mindestens 2 Monate andauern.*
> - **II: leichtes, anhaltendes Asthma:**
>   *Beschwerden sind gering, die Dauer beschwerdefreier Intervalle liegt unter 2 Monate.*
> - **III: mittelschweres, anhaltendes Asthma:**
>   *Die Beschwerden treten an mehreren Tagen pro Woche auch nachts auf.*
> - **IV: schweres, anhaltendes Asthma:**
>   *Die Beschwerden treten über längere Zeit und besonders häufig nachts auf.*

| 2.2   Prognose von Asthma bei Kindern

Die Prognose bei Kindern mit Asthma ist in der Regel sehr gut. Bei etwa der Hälfte der Kinder verschwindet das Asthma ab der Pubertät, so dass sie als Erwachsene beschwerdefrei sind. Zurück bleibt meist lediglich eine Überempfindlichkeit der Atemwege. Manchmal kann jedoch auch nach Jahrzehnten ohne Asthma ein Rückfall auftreten.
Je leichter das Asthma ist, desto höher ist die Wahrscheinlichkeit, dass es sich im Lauf der Pubertät wieder gibt.

| 2.3   Familiäre Vererbung

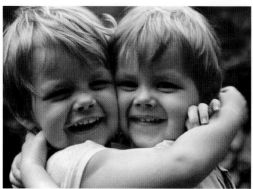

Die Veranlagung, eine Form von Asthma zu entwickeln, kann innerhalb der Familie vererbt werden. Leidet ein Elternteil unter Asthma, ist das Risiko eines Kindes, ebenfalls daran zu erkranken, um etwa das Dreifache erhöht. Sind beide Elternteile von Asthma betroffen, steigt das Risiko sogar um das Siebenfache. Bei Zwillingen besteht ein 80-prozentiges Risiko, dass bei einer Asthmaerkrankung des einen Zwillings auch der andere im Lauf der Zeit an Asthma erkranken wird.

Wenn es in Ihrer Familie allergisches Asthma gibt, sollten Sie einige Maßnahmen treffen, um das Auftreten dieser Erkrankung bei Ihrem Kind zu verhindern. Dazu gehören eine möglichst lange Stillzeit, Verzicht auf Haustiere, Vermeiden von Tabakrauch in der Umgebung des Kinds und Meiden allergieauslösender Nahrungsmittel.

3 Welche Asthmaformen gibt es?

Die Unterteilung des Asthmas erfolgt nach seinen Ursachen. Das durch Allergien ausgelöste Asthma wird auch als extrinsisches (von außen kommendes) Asthma bezeichnet. Das nicht-allergische Asthma heißt auch intrinsisches (von innen kommendes) Asthma.
Der auf Seite 9 geschilderte Ablauf der Krankheit ist bei beiden Asthmaformen derselbe. Für eine erfolgreiche Therapie ist es jedoch wichtig zu wissen, welche Ursache dem Asthma Ihres Kindes zugrunde liegt.

| 3.1 Allergisches Asthma

Das durch Allergien ausgelöste Asthma ist in unseren Breitengraden die häufigere Variante des Asthmas bei Kindern. In der Stadt lebende Kinder sind wiederum häufiger von allergischem Asthma betroffen als Kinder, die auf dem Land leben. Dies wird zum einen auf die in der Stadt höhere Schadstoffbelastung zurückgeführt. Zum

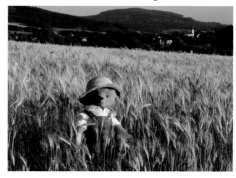

anderen kommen Kinder auf dem Land – und zwar speziell auf Bauernhöfen – stärker mit unterschiedlichsten Keimen in Berührung, was ihr Immunsystem besser trainiert.

Die allergische Reaktion, nämlich der Asthmaanfall, kann sofort nach Kontakt mit dem Auslöser erfolgen, möglich ist aber auch eine Reaktion, die erst bis zu Stunden nach dem Kontakt erfolgt.

Erfolgt die Reaktion verzögert, ist es besonders schwierig, den Auslöser zu identifizieren.

Die Stoffe, die allergisches Asthma auslösen (sogenannte Allergene), sind sehr unterschiedlich und oft auch allgegenwärtig, was das Meiden des Auslösers besonders schwierig macht. Die „berühmtesten" Auslöser sind zum Beispiel:

- (Haus-)Staub
- Pollen (von verschiedenen Gräsern oder Birke, aber auch Haselnuss und Weide kommen oft vor)
- Tierhaare (am häufigsten Katze, seltener Hund, Pferd und sonstige Nagetiere)

Auch Nahrungsmittelallergien können einen Asthmaanfall auslösen!

| 3.2   Nichtallergisches Asthma

Die Auslöser des nichtallergischen Asthmas können äußerst verschieden sein, häufig bleibt die Ursache unbekannt.

Kinder und Jugendliche leiden selten unter nichtallergischem Asthma, meist sind Erwachsene im Alter über 40 Jahren betroffen. Nicht selten tritt die Erkrankung nach einem Infekt erstmals auf. Manchmal kann sich auch nachträglich eine seltene Allergie herausstellen. Zu den bekanntesten Auslösern zählen Infektionen, Medikamente, chemische Substanzen, Lebensmittelzusatzstoffe, auch kalte Luft oder körperliche Anstrengung.

| 3.3   Mischform des Asthmas

Beim sogenannten gemischtförmigen Asthma liegt eine Kombination aus allergischem und nichtallergischem Asthma vor. Das heißt, ein ursprünglich allergisches Asthma, dessen Auslöser bekannt ist, kann sich mit der Zeit zu einem nichtallergischen, also intrinsischen Asthma weiterentwickeln.

| 3.4   Sonderform Anstrengungsasthma

Beim Anstrengungsasthma werden die Asthmaanfälle durch körperliche Anstrengung ausgelöst. Das kann auch ein Zeichen dafür sein, dass die Behandlung des vorhandenen Asthmas nicht ausreicht.
Die Gefahr bei dieser Form des Asthmas ist die Entstehung eines Teufelskreises. Die Betroffenen bewegen sich immer weniger aus Angst, einen Anfall zu erleiden. Dadurch sinkt die körperliche Leistungsfähigkeit, was wiederum zu stärkeren Anfällen bei Belastung führt.

4 Wie diagnostiziert der Arzt Asthma?

Aufgrund der Beschwerden wird der Kinderarzt relativ schnell
eine Asthmaerkrankung vermuten. Damit ist es jedoch nicht
getan. Vielmehr gilt es nun, die genaue Form beziehungsweise
den Auslöser des Asthmas zu identifizieren, um Ihr Kind möglichst zielgerichtet behandeln zu können.
Außerdem muss der Arzt den Schweregrad der Erkrankung
feststellen und möglicherweise sonstige vorliegende körperliche Beeinträchtigungen oder Erkrankungen ausschließen, um
die optimale Therapie für Ihr Kind zu finden.

*Fragen, die Sie sich vor dem Besuch beim Arzt
stellen sollten, um eine Diagnose zu erleichtern
beziehungsweise zu beschleunigen:*

- *Sind Ihnen in Ihrer Familie Atemwegserkrankun-
gen und Allergien bekannt?*
- *Welche Beschwerden hat Ihr Kind (Atemnot,
Atemgeräusche)?*
- *Wann treten die Beschwerden auf und wann
sind sie stärker oder schwächer, tagsüber oder
nachts?*
- *Leidet Ihr Kind unter Heuschnupfen oder anderen
Allergien?*
- *Können Sie Auslöser für die Beschwerden Ihres
Kindes identifizieren (bestimmte Situationen,
Orte, Lebensmittel, Jahreszeiten, Kontakt mit
Tieren, Pflanzen)?*

| 4.1   Körperliche Untersuchung

Die allgemeine körperliche Untersuchung ermöglicht dem Arzt eine Einschätzung des Gesundheitszustands Ihres Kindes und ob eventuell andere Erkrankungen die von Ihnen geschilderten Beschwerden verursachen können (siehe Seite 15).
Das Abklopfen der Lunge (Perkussion), das Abhören von Lunge und Herz (Auskultation) sowie

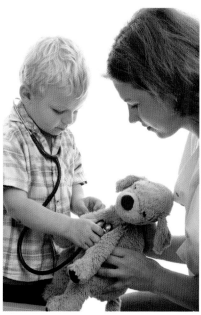

die Beurteilung von Wachstum und Entwicklung des Kindes stehen bei der körperlichen Untersuchung im Mittelpunkt. Außerdem wird Sie der Arzt zu den Beschwerden Ihres Kindes ausgiebig befragen. Es ist deshalb sinnvoll, wenn Sie sich schon im Vorfeld über bestimmte Fragen (siehe Kasten Seite 16) Gedanken machen und Ihr Kind einige Tage intensiv beobachten, um möglichst konkrete Angaben machen zu können.

| 4.2 Lungenfunktionsprüfung

Die Lungenfunktionsprüfung dient einerseits dazu festzustellen, wie stark die Lunge Ihres Kindes durch das Asthma beeinträchtigt ist und hilft dem Arzt andererseits, den Erfolg der Behandlung einzuschätzen. Da bei der Lungenfunktionsprüfung die aktive Mitarbeit der kleinen Patienten notwendig ist, kommt diese Methode nur bei Kindern ab einem Alter von 4 bis 5 Jahren in Betracht. Es gibt jedoch einige Kliniken, die sich auf die Lungenfunktionsmessung bei Säuglingen spezialisiert haben.

Die Messung beim Arzt kann in Form einer sogenannten Spirometrie oder in Form der Ganzkörperplethysmographie erfolgen.

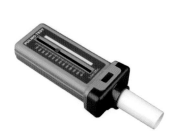

Spirometrie
Die gängigste Methode ist die Spirometrie. Mit ihr wird die Menge der eingeatmeten Luft und die Kraft, mit der das Kind ausatmet, gemessen. Diese Untersuchung ist nicht schmerzhaft. Dabei atmet Ihr Kind nach den Anweisungen des Arztes oder der Helferin in ein Rohr mit Mundstück (das Spirometer), während die Nase mit einer Nasenklammer verschlossen ist. Das Gerät wertet die Luftmengen aus, das Ergebnis der Messung wird ausgedruckt.

Ganzkörperplethysmographie
Die Ganzkörperplethysmographie („plethys" aus dem Griechischen = Fülle, Menge), auch Bodyplethysmographie genannt, misst ebenfalls das Atemvolumen sowie den Atemwegswiderstand. Bei der Messung sitzt der kleine Patient in einer Kabine, ähnlich einer Telefonzelle, und atmet in ein Mundstück. Meist kommt diese Art der Messung bei Kindern infrage, die speziellen Anweisungen, wie geatmet werden soll, noch nicht so gut nachkommen können, oder wenn die bisherigen Untersuchungen zu keinen eindeutigen Ergebnissen geführt haben. Für diese Untersuchung wird Ihr Arzt Ihr Kind zum Lungenfacharzt (Pneumologe) überweisen.

| 4.3 Provokationstest

Der bronchiale Provokationstest, auch Bronchoprovokation genannt, wird durchgeführt, wenn die Ergebnisse der Spirometrie unauffällig sind, der Arzt aber trotzdem der Meinung ist, dass bei Ihrem Kind Asthma vorliegt. Der Provokationstest wird nur vom Lungenfacharzt durchgeführt.
Wie der Name schon sagt, soll bei diesem Test versucht werden, die asthmatischen Beschwerden kontrolliert auszulösen. Der Arzt wird Ihr Kind beispielsweise bei Verdacht auf ein allergisches Geschehen den vermuteten Reizstoff inhalieren lassen oder es bei Verdacht auf Anstrengungsasthma eine körperliche Anstrengung ausführen lassen. Sind bei der Messung danach die Werte schlechter, ist das Asthma nachgewiesen.

| 4.4 Reversibilitätstest

Zeigt das Ergebnis der Spirometrie eine Verengung der
Bronchien, wird der Arzt eventuell noch einen sogenannten
Reversibilitätstest durchführen. Dafür erhält Ihr Kind ein Medikament, das die Bronchien erweitert, und dann wird erneut
die Lungenfunktion gemessen. Ist das Ergebnis besser nun
als beim vorangegangenen Test ohne Medikament, steht die
Diagnose Asthma fest.

| 4.5 Allergietest

Hat der Arzt den Verdacht, dass es sich bei dem Asthma Ihres
Kindes um ein allergisches Geschehen handelt, wird er versu-
chen, den Auslöser zu identifizieren. Dazu sind Allergietests
notwendig.
Zwar kann der Arzt durch eine Blutuntersuchung feststel-
len, ob das Kind allergisch reagiert (dann sind bestimmte
Antikörper im Blut vermehrt vorhanden), dies sagt jedoch
nichts darüber aus, auf welche Stoffe es allergisch ist. Der
Allergietest erfolgt in der Regel in Form eines Hauttests und
wird deshalb häufig beim Hautarzt durchgeführt.
Wenn der Arzt gemeinsam mit Ihnen eingegrenzt hat, welche
Stoffe die Allergie und damit die asthmatischen Beschwerden Ihres Kindes möglicherweise auslösen, werden diese
Stoffe in flüssiger Form auf die Haut (in der Regel am Arm)
aufgetropft und die Haut an der Stelle dann angepiekst.

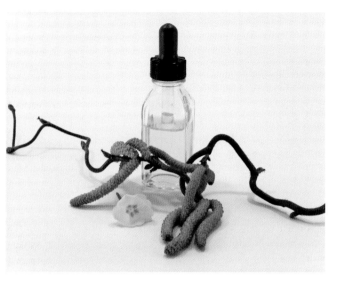

So können die Stoffe eindringen. Im Fall einer Allergie gegen den Stoff zeigt sich nach etwa 20 Minuten an der betreffenden Stelle eine Rötung und die Haut juckt.

Bei der Suche nach dem Auslöser des allergischen Asthmas Ihres Kindes ist Ihre Mitarbeit gefragt. Beobachten Sie genau, welche Aktivitäten einem Asthmaanfall vorausgehen (zum Beispiel Spielen im Freien) beziehungsweise nach welchen wiederkehrenden Situationen (Jahreszeiten, Kontakt mit Tieren) die Beschwerden sich verschlimmern.

| 4.6 Sonstige Untersuchungen

Eine Röntgenuntersuchung der Lunge ist bei Verdacht auf
Asthma nicht notwendig, da die entzündlichen Veränderun-
gen auf dem Röntgenbild meist nicht zu sehen sind. Wenn
für die Beschwerden andere Erkrankungen infrage kommen,
wird der Arzt eine Röntgenuntersuchung empfehlen.
Laboruntersuchungen geben über Asthma in der Regel keinen
weiteren Aufschluss, eine Blutgasanalyse kann gelegentlich
sinnvoll sein. Dabei wird etwas Blut aus dem Ohrläppchen
entnommen und gemessen, ob darin genügend Sauerstoff
vorhanden ist. Oft wird eine Blutgasanalyse gemacht, um
andere Atemwegserkrankungen auszuschließen.
Unter Umständen wird der Arzt einen sogenannten Schweißtest durchführen, um eine Mukoviszidose bei Ihrem Kind auszuschließen. Mukoviszidose ist eine Stoffwechselerkrankung,
die auch zu einer Beeinträchtigung der Lunge führen und

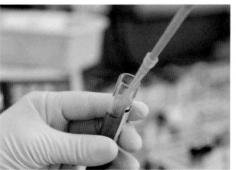

somit wie ein
Asthma erschei-
nen kann. Beim
Schweißtest
wird der bei
einer Mukovis-
zidose erhöhte
Salzgehalt
im Schweiß
gemessen.

5   Wie wird Asthma behandelt?

Eine in der Regel medikamentöse Therapie des Asthmas ist
unerlässlich. Denn eine erfolgreiche Behandlung ermöglicht Ihrem Kind nicht nur ein beschwerdefreies Leben ohne
Einschränkungen seiner körperlichen und sozialen Aktivitäten,
sondern sie gewährleistet auch eine normale seelisch-geistige
und körperliche Entwicklung Ihres Kindes.
Je besser eine Asthmaerkrankung im Kindesalter unter Kontrolle gebracht wird, umso größer ist die Chance, dass sie im
Laufe der Pubertät verschwindet.
Die Behandlung des Asthmas setzt sich aus vielen Bausteinen
zusammen, die individuell angepasst werden.

| 5.1   Medikamentöse Therapie

Der Arzt folgt bei der medikamentösen Therapie einem Stu-
fenplan, der sich am Schweregrad des Asthmas (siehe Seite
10), an der momentanen Stärke der Beschwerden und am
Alter Ihres Kindes orientiert. Entsprechend setzt er Bedarfs-
oder Langzeitmedikamente oder eine Kombination aus beiden
ein. Verändert sich das Asthma, verändert sich auch die
Medikation. Die Medikamente zur Behandlung von Asthma
werden in Bedarfsmedikamente (sogenannte Reliever, aus
dem Englischen to relieve = erleichtern) und Langzeitmedikamente (sogenannte Controller, aus dem Englischen to control =
unter Kontrolle halten) eingeteilt.

Bedarfsmedikamente werden nur eingenommen, wenn Beschwerden bestehen. Sie erweitern kurzfristig die Atemwege, ihre Wirkung hält jedoch nur eine Zeit lang an. Langzeitmedikamente werden dagegen regelmäßig eingenommen, egal ob Ihr Kind gerade Beschwerden hat oder nicht. Diese Medikamente senken die Entzündungsbereitschaft in den Atemwegen. Die Behandlung mit Langzeitmedikamenten hat den Vorteil, dass Asthmaanfälle seltener auftreten und die alltäglichen Beschwerden und Einschränkungen durch das Asthma verringert werden. Ob der Arzt zur Behandlung Ihrem Kind ein Langzeitmedikament oder nur ein Bedarfsmedikament oder beides verordnet, hängt in erster Linie davon ab, welchen Schweregrad das Asthma aufweist, das heißt, wie stark die Beschwerden Ihres Kindes sind und wie häufig sie auftreten. Ziel soll sein, das Asthma gut zu kontrollieren, und zwar mit möglichst wenig Medikamenten.

Bei der medikamentösen Behandlung gilt der Grundsatz: „So viel wie nötig und so wenig wie möglich!"

Bedarfsmedikamente
Die am häufigsten verschriebenen Bedarfsmedikamente sind die sogenannten **kurz wirksamen** Beta-2-Sympathomimetika, die auch als Beta-2-Adrenozeptor-Agonisten, als Beta-2-Adrenergika oder als Beta-2-Agonisten bezeichnet werden. Sie wirken innerhalb von 3 bis 10 Minuten nach Inhalation, und ihre Wirkung hält etwa 3 bis 5 Stunden an.

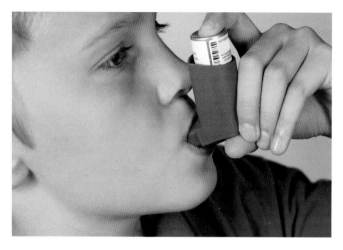

Sie beeinflussen das vegetative – also unwillkürliche – Nervensystem und bewirken eine Entspannung der Muskulatur. Durch Inhalation wird der Wirkstoff direkt in die Atemwege gebracht, die Muskeln entspannen sich und die Bronchien können sich erweitern.

> *Beta-2-Sympathomimetika bekämpfen nur die Beschwerden, also die Atemnot, haben aber keinerlei Einfluss auf die Entzündung.*

Da der Wirkstoff durch die Inhalation direkt an den Ort des Geschehens gelangt und nicht wie bei der Einnahme von Tabletten erst durch den Körper geschleust werden muss, gibt es in der Regel bei vorschriftsmäßiger Anwendung eines Beta-2-Sympa-

thomimetikums keine Nebenwirkungen. Bedarfsmedikamente
sollten jedoch nicht öfter als zweimal die Woche angewendet
werden. Denn bei häufigerem Gebrauch kann es doch zu Nebenwirkungen kommen.

*Nebenwirkungen der Bedarfsmedikamente können
sein:*
- *Herzrasen*
- *Schlaflosigkeit*
- *Zittern*
- *Unruhe*

Wenn Ihr Kind Nebenwirkungen verspürt oder wenn das
Bedarfsmedikament häufiger als zweimal pro Woche eingesetzt werden muss, sprechen Sie unbedingt mit dem Arzt.
Vielleicht ist dann ein Wechsel auf ein Langzeitmedikament
notwendig.
Weitere Bedarfsmedikamente sind die inhalativen Anticho-
linergika: Sie wirken ebenfalls entspannend auf die Muskulatur und können mit einem Beta-2-Sympathomimetikum
kombiniert werden. Ihre Wirkung setzt langsamer ein.

Langzeitmedikamente
Langzeitmedikamente reduzieren die Beschwerden Ihres Kindes wie Luftnot oder Husten insgesamt. Die akuten Atemno-
tanfälle werden in der Regel ebenfalls seltener und weniger
stark, so dass auch der Einsatz von Bedarfsmedikamenten bei
einem Anfall seltener nötig wird.

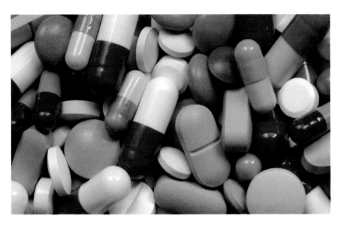

Wichtigster Wirkstoff der Langzeitmedikamente ist Kortison, ein sogenanntes Glukokortikoid, das auch im Körper selbst hergestellt wird. Kortison wirkt auf lange Sicht entzündungshemmend beziehungsweise schwächt die Entzündungsvorgänge ab.

Auch diese Langzeitmedikamente werden vorzugsweise inhaliert, was im Fall des Kortisons den Vorteil hat, dass die Nebenwirkungen für den Körper geringer sind (da es nicht über den Blutkreislauf durch den Körper transportiert werden muss) und die Dosis niedriger sein kann.

Nebenwirkungen von **inhalativem Kortison:**
- *Heiserkeit*
- *Pilzbefall im Mund (auch Mundsoor genannt)*

*Um Nebenwirkungen wie die Entstehung von
Mundsoor durch die Inhalation von Kortison zu
verhindern, empfiehlt es sich, nach dem Inhalieren
entweder die Zähne zu putzen oder zumindest den
Mund zu spülen oder etwas zu essen.*

Nur bei sehr schwerem Asthma kann es vorkommen, dass
der Arzt Ihrem Kind Kortison in Tabletten- oder Zäpfchen-
form verschreibt.
Nebenwirkungen, die bei der langfristigen Einnahme von
Kortisontabletten auftreten können, sind:

* Gewichtszunahme
* Erhöhung des Blutzuckerspiegels
* Dünnerwerden der Haut (blutet schon bei kleinen Verlet-
  zungen schnell)
* Knochenentkalkung und Störungen des Mineralhaushalts

*Den Nebenwirkungen der Kortisontabletten bei
Ihrem Kind können Sie entgegenwirken, indem Sie
auf viel körperliche Bewegung und auf gesunde
und ausgewogene Ernährung achten.*

Weitere – seltener verwendete – entzündungshemmende
Langzeitmedikamente sind die sogenannten Leukotrien-
Rezeptor-Antagonisten, auch Antileukotriene genannt. Sie
hemmen die Aktivität körpereigener Entzündungsstoffe
(Leukotriene), die vor allem auf die Atemwege wirken.

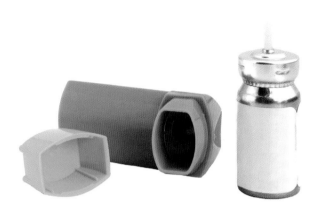

Bei den Langzeitmedikamenten gibt es zusätzlich zu den entzündungshemmenden die **bronchienerweiternden** Medikamente:

- Die lang wirksamen Beta-2-Sympathomimetika können ebenfalls als Inhalationsspray oder als Tabletten eingenommen werden. Ihre Wirkung setzt in der Regel etwas langsamer ein als die der kurz wirksamen Beta-2-Sympathomimetika, hält jedoch länger, bis zu 12 Stunden, an.
- Theophyllin erweitert ebenfalls die Bronchien, es wird heute jedoch selten eingesetzt. Wenn doch sind regelmäßige Blutuntersuchungen notwendig.

Erhältlich sind auch Kombinationsmedikamente aus einem Beta-2-Sympathomimetikum und Kortison, die sowohl entzündungshemmende als auch bronchienerweiternde Wirkung haben.

Wie werden Asthmamedikamente eingenommen?

Abgesehen von der seltenen Einnahme von Kortisontabletten werden Asthmamedikamente inhaliert.

Es werden 3 unterschiedliche Typen von Inhalationsgeräten angewandt:

- Dosieraerosole
- Pulverinhalatoren
- Elektrische Vernebler

Bei allen Inhalationsgeräten ist die richtige Anwendung wichtig, um die gewünschte Wirkung zu erzielen. Lassen Sie sich in der Arztpraxis oder in der Apotheke die korrekte Handhabung demonstrieren und üben Sie regelmäßig mit Ihrem Kind das richtige Inhalieren.

Die **elektrischen Vernebler** werden bevorzugt bei Säuglingen und Kleinkindern verwendet.

Beim **Dosieraerosol** liegt das Medikament in flüssiger Form vor und wird bei der Anwendung mithilfe von Treibgas in einen feinen Sprühnebel verwandelt, der eingeatmet wird. Wichtig beim Dosieraerosol ist, dass die Auslösung des Sprühstoßes (sogenannter Hub) und das Einatmen bei den meisten Gerätetypen gleichzeitig erfolgen müssen. Andernfalls gelangt keine ausreichende Menge des Medikaments in die Lunge. Es gibt inzwischen auch einige Geräte, bei denen der Sprühstoß durch das Einatmen ausgelöst wird.

Handhabung des Dosieraerosols
- *Vor Anwendung gut schütteln*
- *Kappe abnehmen*
- *Vollständig ausatmen und das Mundstück mit den Lippen umschließen*
- *Sprühstoß durch Knopfdruck auslösen und gleichzeitig tief durch den Mund einatmen*
- *Atem 5 bis 10 Sekunden anhalten*
- *Ausatmen*

Dosieraerosole mit Spacern sind notwendig, wenn Kortison-haltige Medikamente angewandt werden. Auch für Kinder ist die Inhalation mit einem Dosieraerosol mit Spacer leichter. Der Spacer ist eine Vorschaltkammer, sozusagen eine Zwischen-station, in die das Medikament gesprüht wird, dort eine Wolke bildet und dann eingeatmet werden kann. Vorteil ist, dass das Auslösen des Hubs und das Einatmen nicht miteinander koordiniert werden müssen.

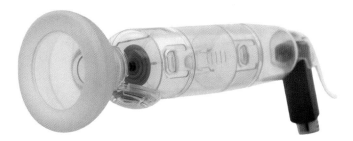

Handhabung des Dosieraerosols mit Spacer:

- *Vor Anwendung gut schütteln*
- *Kappe des Dosieraerosols abnehmen und Spacer aufstecken*
- *Zwei Sprühstöße (Hübe) auslösen, damit eine ausreichende Menge des Medikaments in den Spacer gelangt*
- *Unmittelbar danach vollständig ausatmen und einmal oder mehrmals tief einatmen*
- *Wird nach Auslösen der Hübe zu lange mit dem Einatmen gewartet, sinkt ein Großteil des Medikaments auf den Boden des Spacers und die Wirkung verringert sich.*
- *Mundstück des Dosieraerosols (ohne Patrone) und Spacer werden mit lauwarmem Wasser gereinigt.*

Ebenfalls für Kinder gut geeignet sind atemzuggesteuerte Dosieraerosole, bei denen der Sprühstoß durch die Einatmung ausgelöst wird.

Dagegen liegt das Medikament beim **Pulverinhalator** in trockener Form als Pulver vor. Pulverinhalatoren sind umweltfreundlicher, da sie kein Treibgas zur Freisetzung des Medikaments benötigen. Darüber hinaus ist ihre Anwendung einfacher, da die bei den meisten Dosieraerosolen notwendige Koordination zwischen Auslösen des Sprühstoßes und Einatmen entfällt (siehe Kasten Seite 33).

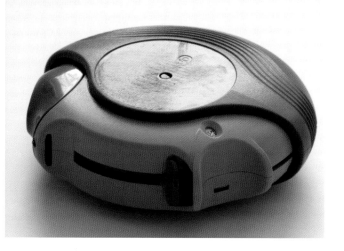

Handhabung des Pulverinhalators

- *Je nach Gerätetyp wird das Gerät geöffnet und entsperrt und vor Gebrauch geschüttelt (siehe Gebrauchsanweisung).*
- *Vollständig ausatmen und dabei darauf achten, nicht in das Mundstück zu atmen (macht den Inhalator unbrauchbar)*
- *Das Mundstück mit den Lippen fest umschließen*
- *Rasch und tief durch den Mund einatmen*
- *Den Atem 5 bis 10 Sekunden anhalten*
- *Ausatmen*

| 5.2   Asthmaschulung

Asthmaschulungen werden für alle betroffenen Kinder und
deren Eltern angeboten.
Ziele der Asthmaschulung sind, den Umgang mit der Erkrankung zu lernen, mehr Sicherheit im Alltag zu gewinnen und
durch richtiges Verhalten eine weitere Verschlimmerung des
Asthmas zu vermeiden.
Dies bezieht alle Aspekte der Erkrankung mit ein. Dazu
gehört nicht nur der richtige Umgang mit Medikamenten,
sondern auch mit den Inhalationsgeräten. Darüber hinaus
werden das Erkennen und Meiden von Auslösern, die regelmäßige Kontrolle des Asthmas mittels Peak-Flow-Messung,
geeignete Atemtechniken und Übungen zur Stärkung der
Atemmuskulatur, das Verhalten im Notfall – also während
eines akuten Asthmaanfalls –, aber auch die richtige Ernährung, Maßnahmen zur Stärkung des Immunsystems sowie
das Verhalten in besonderen Alltags- und Lebenssituationen
(zum Beispiel Urlaub) gelehrt.

*Sie können selbst viel tun, um das Asthma Ihres
Kindes in den Griff zu bekommen.
Ein wichtiger Aspekt ist, dass sowohl Sie selbst
als Eltern als auch Ihr Kind sich nicht nur auf die
Medikamente verlassen, sondern einen aktiven,
selbstverantwortlichen Umgang mit der Erkrankung erlernen.*

Die Kosten für eine Asthmaschulung werden von allen privaten und gesetzlichen Krankenkassen übernommen.

| 5.3   Hyposensibilisierung

Die Hyposensibilisierung wird auch als Desensibilisierung oder (spezifische) Immuntherapie bezeichnet. Sie kommt – im Übrigen auch bei anderen Allergien wie zum Beispiel Heuschnupfen – eventuell infrage, wenn Ihr Kind unter allergischem Asthma leidet und der Auslöser der Allergie, also das Allergen, bekannt ist.

> *Eine Hyposensibilisierung wird erst bei Kindern ab 6 Jahren durchgeführt.*

Ziel der Hyposensibilisierung ist, den Körper an das Allergen zu gewöhnen, so dass die allergische Reaktion nicht mehr stattfindet oder stark abgemildert wird. Dazu wird der allergieauslösende Stoff in Form von stark verdünnten Extrakten unter die Haut gespritzt. Dieser Vorgang wird in festgelegten Zeitabständen wiederholt und dabei die Dosierung des Allergens allmählich gesteigert.

Da eine Hyposensibilisierung auch Nebenwirkungen haben kann (wie zum Beispiel Hautreaktionen an der Impfstelle, aber auch – selten – einen anaphylaktischen Schock), wird sie nur vom Arzt, in der Regel einem Allergologen, durchgeführt.

Nebenwirkungen der Hyposensibilisierung können sein:
- Anaphylaktischer Schock
- Asthmaanfall (siehe Seite 51)

Bedingungen für eine Hyposensibilisierung sind:
- Das Kind sollte mindestens 6 Jahre alt sein.
- Es sollte nur gegen ein einziges Allergen empfindlich sein.

Letztlich kann nur der Arzt entscheiden, ob eine Hyposensibilisierung bei Ihrem Kind sinnvoll ist.

Bringen Sie Geduld mit!
Eine Hyposensibilisierung dauert in der Regel mindestens 2, maximal 5 Jahre. Der erste Erfolg zeigt sich meist frühestens nach einem halben Jahr, oft auch erst nach einem Jahr.

Die Erfolgsquote bei der Hyposensibilisierung beträgt bis zu 90 Prozent, bei Vorliegen mehrerer Allergien 70 bis 80 Prozent, vorausgesetzt, die Behandlung wird zu Ende geführt. „Erfolg" heißt in diesem Fall zumindest eine deutliche Besserung der Beschwerden (etwa die Verbesserung der Lungenfunktion), möglich ist aber auch völlige Beschwerdefreiheit.

Eine Hyposensibilisierung darf nicht durchgeführt werden, wenn andere schwerwiegende Erkrankungen vorliegen, zum Beispiel Leber-, Nieren- oder Krebserkrankungen oder Erkrankungen, die den Einsatz von Adrenalin (Notfallmedikament bei anaphylaktischem Schock) unmöglich machen.

| 5.4 Kuraufenthalte/Klimatherapie

Ein Kuraufenthalt kann Asthma zwar nicht heilen, aber die Beschwerden Ihres Kindes deutlich bessern. Kinder mit Asthma haben in der Regel alle 4 Jahre Anspruch auf eine Kur. Bei Kindern unter 6 Jahren wird zusätzlich ein Elternteil als Begleitperson bewilligt. Dies ist einerseits für die Psyche des Kindes wichtig, hat aber auch den Sinn, nicht nur das Kind, sondern auch die Eltern im Umgang mit der Erkrankung zu schulen.

Meist dauert eine Kur 4 Wochen. Schwerpunkte einer solchen Kinder-Kur sind neben gesunder Ernährung und Bewegung an der frischen Luft verschiedene Schulungen, in denen den Kindern auf spielerische Weise vermittelt wird, was es mit ihrer Krankheit auf sich hat und wie sie damit umgehen müssen.

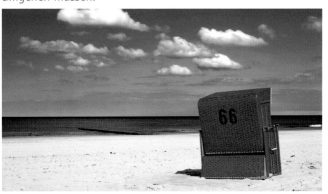

Die meisten Kurkliniken befinden sich an Nord- oder Ostsee. Dort gibt es nur einen sehr geringen Gehalt an Allergenen in der Luft und es herrscht ein gesundes Reizklima. Die salzhaltige Luft am Meer verringert außerdem die Schleimproduktion in den Lungen.

| 5.5 Physiotherapie

Ein wichtiger Baustein der Therapie bei Asthma ist die Physiotherapie, die der Arzt Ihrem Kind verordnen wird. Eine spezielle Physiotherapie – bestehend aus Atemübungen, Entspannungstechniken und speziellem Muskeltraining – hilft, Asthma zu lindern. Ziel ist nicht nur, dass Ihr Kind lernt, wie es seinen Atem bewusst beeinflussen kann, sondern auch, wie die Atmung beim Sport oder anderen körperlichen Belastungen angepasst wird und welche Atemtechniken zum Beispiel beim Asthmaanfall angewendet werden können (siehe Seite 45). Geeignete Hustentechniken, Entspannungsübungen sowie Übungen zur Stärkung der Brustmuskulatur sind weitere Bausteine. Durch die Physiotherapie wird Folgendes erreicht:

- Der Erhalt beziehungsweise die Verbesserung der Beweglichkeit von Zwerchfell und Brustkorb
- Entspannung der Atemmuskulatur
- Der Erhalt oder die Verbesserung von Kraft und Ausdauer der Atemmuskeln
- Eine Verbesserung der eigenen Körperwahrnehmung und damit auch eine bessere Einschätzung der Beschwerden

| 5.6   Alternative Heilmethoden

Zu den am häufigsten bei Asthma angewandten alternativen
Heilmethoden bei Kindern gehört die Homöopathie.

> *Bei den alternativen Heilmethoden ist es mit einem*
> *Besuch beim Heilpraktiker nicht getan und nicht*
> *jede Krankenkasse erstattet die Kosten. Erkundigen*
> *Sie sich vorab bei Ihrer Krankenkasse, ob sie die*
> *Kosten für alternative Heilmethoden übernimmt.*

Die **Homöopathie** geht davon aus, dass die Krankheitsbe-
schwerden lediglich Selbstheilungsversuche des Körpers sind.
Deshalb verstärken die homöopathischen Medikamente die
Beschwerden (sogenannte Erstverschlimmerung), um diesen
Prozess zu fördern und das Abwehrsystem zu kräftigen.
Die in der Homöopathie verwendeten Arzneimittel können
pflanzlichen, tierischen oder mineralischen Ursprungs sein und
werden so stark verdünnt (sogenannte Potenzierung), dass
sie nicht oder nur äußerst geringfügig nachgewiesen werden
können. Homöopathische Mittel werden meist in Form von
kleinen Kügelchen oder als Tropfen eingenommen. Je nach
Beschwerdebild wird das Mittel mehrfach täglich oder nur
einmalig verwendet.

> *Alternative Heilmethoden können die medikamen-*
> *töse Therapie unter Umständen unterstützen, sie*
> *aber keinesfalls ersetzen!*

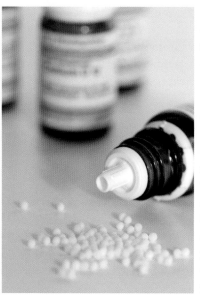

Die Homöopathie geht davon aus, dass bestimmte Beschwerden durch Mittel geheilt werden können, die beim Gesunden ähnliche Krankheitszeichen hervorrufen (Ähnlichkeitsprinzip). Ein wissenschaftlicher Beweis für die Wirksamkeit der Homöopathie steht bis heute aus. Erfolge, die die Homöopathie zu verzeichnen hat, werden von vielen Schulmedizinern als „Plazebo-Effekt" eingestuft. Es gibt jedoch auch schon viele Fachärzte, die die Homöopathie bei einigen Erkrankungen parallel zur schulmedizinischen Behandlung einsetzen.

Es spricht prinzipiell nichts dagegen, auch alternative Heilmethoden zu versuchen. Folgendes sollten Sie jedoch beachten:

- *Informieren Sie den behandelnden Kinderarzt.*
- *Setzen Sie auf keinen Fall eigenmächtig die Medikamente Ihres Kindes ab.*

6   Was Sie selbst tun können

Asthma gehört zu den Erkrankungen, bei denen es auch stark auf den Betroffenen selbst ankommt. Der Arzt kann Ihrem Kind die notwendigen Medikamente verschreiben, aber wie sehr das Asthma das tägliche Leben Ihres Kindes beeinträchtigt und wie hoch die Dosierung der Medikamente sein muss, hängt auch davon ab, wie Ihr Kind und Sie mit dem Thema Asthma umgehen.

> *Als Eltern müssen Sie einen schwierigen Balanceakt vollbringen: Einerseits müssen Sie Ihrem Kind vermitteln wie (lebens-)wichtig das richtige Verhalten im Umgang mit Asthma ist, andererseits sollten Sie Ihrem Kind trotzdem genügend Freiraum geben, damit der Spaß nicht zu kurz kommt und es sich trotz chronischer Erkrankung frei entwickeln kann.*

| 6.1   Kontrollieren Sie das Asthma Ihres Kindes

Wichtigstes Instrument zur Kontrolle des Asthmas ist die Messung des sogenannten Peak Flows. Dies bezeichnet den Luftstrom zu Beginn der Ausatmung und ist ein verlässlicher Hinweis auf den momentanen Zustand der Lungenfunktion Ihres Kindes. Der Peak Flow sollte mindestens einmal pro Tag (möglichst immer zur selben Tageszeit) gemessen und das Ergebnis notiert werden. So können Sie eine Verschlechterung der Lungenfunktion bei Ihrem Kind rechtzeitig erkennen und angemessen handeln, um einem Asthmaanfall vorzubeugen.

Häufiger als einmal pro Tag sollte gemessen werden, wenn Ihr Kind das Gefühl von Atemnot oder einen Infekt hat oder bei einer Umstellung der Medikamente.

Die Werte des Peak Flows werden in Liter pro Minute angegeben, die Normalwerte orientieren sich unter anderem an Größe, Alter und Gewicht. Der Arzt wird Ihnen den für Ihr Kind richtigen Peak-Flow-Wert nennen.
In der Patientenschulung wird zur Beurteilung des Peak-Flow-Werts das Ampelsystem gelehrt.

Ampelsystem zur Beurteilung des Peak-Flow-Werts:
Rot: *Der Wert liegt unter 60 Prozent des Bestwerts: Ihr Kind sollte sein Bedarfsmedikament einnehmen und nach 20 Minuten nochmals messen.*
Gelb: *Der Wert liegt zwischen 60 und 80 Prozent des Bestwerts: Erhöhen Sie in Absprache mit dem Kinderarzt vorübergehend die Medikamentendosis.*
Grün: *Der Wert liegt zwischen 80 und 100 Prozent des Bestwerts: Das Asthma Ihres Kindes ist unter Kontrolle.*

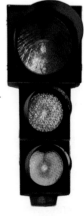

Der Peak-Flow-Meter ist ein handliches, mechanisches oder elektronisches Gerät, dessen Anschaffungskosten in der Regel die Krankenkassen übernehmen.

| 6.2 Auslöser meiden

Gerade bei allergischem Asthma empfiehlt es sich, die Auslöser – soweit sie bekannt sind – möglichst zu meiden oder den Kontakt zu minimieren. Folgende Maßnahmen helfen dabei:

- Nach Kontakt mit möglichen Allergenen Haut bzw. Haare waschen.
- Getragene Kleidung nicht im Kinderzimmer aufbewahren.
- Halten Sie die Fenster geschlossen.
- Beziehen Sie Bettzeug und Matratze mit milbendichten Bezügen und waschen/wechseln Sie die Bettbezüge einmal pro Woche.
- Vermeiden Sie Teppiche und Polstermöbel in der Wohnung (vor allem im Kinderzimmer).
- Bei Tierhaarallergie: Ihr Kind sollte – auch wenn es schwerfällt – den Umgang mit diesen Tieren meiden.
- Minimieren Sie den Aufenthalt und vor allem Sport im Freien bei erhöhter Schadstoffbelastung und/oder Pollenflug.
- Vermeiden Sie (Tabak-)Rauch in der Umgebung Ihres Kindes.

Bei sehr feuchter und kalter Luft oder erhöhter Ozonbelastung sollte sich Ihr Kind nicht allzu lange im Freien aufhalten, körperliche Anstrengungen im Freien sollten dann auf jeden Fall vermieden werden.

Kuscheltiere als Milbenparadies

*Ist Ihr Kind allergisch gegen Hausstaub(milben),
sprühen Sie das Kuscheltier mit Niembaumsamenöl
ein. Nach einigen Tagen Einwirkzeit wird es bei
60°Grad gewaschen und nochmals mit Niembaumsamenöl eingesprüht. Diese Behandlung sollte alle
paar Monate erfolgen. Niembaumsamenöl ist für
Kinder unbedenklich. Übrigens: In der Gefriertruhe
werden Milben nicht zuverlässig abgetötet.*

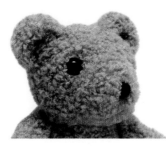

| 6.3 Atemgymnastik und Entspannungsübungen

In der Asthmaschulung und in speziellen Atemkursen oder beim
Physiotherapeuten lernt Ihr Kind Atemtechniken, die ihm helfen, besser Luft zu bekommen, wenn ein Asthmaanfall droht.
Bei regelmäßigem Training (nur in beschwerdefreien Zeiten)
zuhause kann es so seine Atemmuskulatur stärken und seine
Atemleistung erhöhen. Spezielle Techniken wie der „Kutschersitz" oder die „Lippenbremse" können im Notfall helfen.

Kutschersitz

Das Kind sitzt auf einem Stuhl (nicht Sessel oder Sofa), die Füße sollten vollen Bodenkontakt haben. Dann beugt es sich vornüber und stützt sich mit den Unterarmen auf den Oberschenkeln, wahlweise auch auf der Tischplatte, ab und atmet möglichst tief aus und ein. Je nach Umgebung kann der Kutschersitz auch variiert werden.

- **Hängebauchlage:** *Das Kind stellt sich hinter einen Stuhl und stützt sich vornübergebeugt mit den Armen auf der Lehne des Stuhls ab (oder im Freien an einer Wand, einem Baum etc.).*
- **Torwartstellung:** *Das Kind stellt sich breitbeinig hin, beugt den Oberkörper vor und stützt sich mit den Händen auf den Oberschenkeln ab.*

Diese Körperhaltungen erzeugen eine Dehnung des Brustkorbs, vergrößern so die Atemfläche und ermöglichen ein tieferes Durchatmen.

Lippenbremse

Dabei werden beim Ausatmen die Lippen gespitzt, wie wenn man ein heißes Getränk durch Pusten abkühlen will. Vorgehen:

- *Langsam und tief einatmen*
- *Kurz den Atem anhalten*
- *Dann den Atem durch die gespitzten Lippen langsam ausströmen lassen*

Sinn der Lippenbremse ist es, die Ausatmung zu verlangsamen und dadurch einer zusätzlichen Verengung der Bronchien entgegenzuwirken.

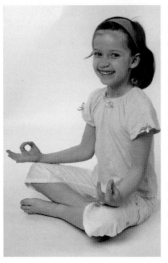

Seelische Belastungen, Stress und Ängste können Asthma verschlimmern. Deshalb sollten Sie darauf achten, dass auch Ihr Kind regelmäßige Phasen der Entspannung hat und Belastungen (etwa durch Schule) nicht überhandnehmen. Techniken wie autogenes Training oder die progressive Muskelentspannung nach Jacobson, aber auch Yoga haben sich bewährt und können auch von Kindern erlernt werden.

| 6.4   Akupunktur und Akupressur

Akupunktur und Akupressur können — gerade bei chronischen Erkrankungen — die Beschwerden erfolgreich lindern.
Bei der **Akupunktur** werden an bestimmten, streng definierten Punkten am Körper sehr dünne, spezielle Akupunkturnadeln platziert. Diese werden 20 bis 30 Minuten dort belassen. Die Punkte liegen auf Energiebahnen, sogenannten Meridianen, die den gesamten Körper durchziehen und mit den Organen in Verbindung stehen. Nach Ansicht der Traditionellen Chinesischen Medizin (TCM) entstehen Krankheiten oder Beschwer-

den, wenn der Energiefluss in diesen Meridianen gestört oder behindert ist. Das „Nadeln" bestimmter Punkte soll die Störung beseitigen und den Fluss im betreffenden Meridian wieder herstellen. Bei Kindern wird statt der Nadeln oft ein Akupunkturlaser verwendet, mit dem die entsprechenden Punkte gereizt werden.

Eine für Kinder besonders geeignete Alternative zur Akupunktur stellt die **Akupressur** dar. Die Akupressur ist eine Druckmassage, bei der größtenteils dieselben Punkte wie bei der Akupunktur behandelt werden. Das Wirkungsprinzip ist dasselbe wie bei der Akupunktur, nur dass die entsprechenden Punkte durch sanften Druck gereizt werden. Der große Vorteil der Akupressur ist – neben der besseren Akzeptanz durch die Kinder –, dass Sie diese auch selbst erlernen und durchführen können. Viele Volkshochschulen bieten Akupressurkurse an.

> *Akupunktur und Akupressur werden oft von den gesetzlichen Krankenkassen nicht bezahlt. Informieren Sie sich bei Ihrer Kasse, ob sie die Kosten übernimmt.*

| 6.5   Sorgen Sie für Erfolgserlebnisse

Asthma ist zwar eine chronische Erkrankung, dennoch können Sie und Ihr Kind durch striktes Befolgen der Therapiemaßnahmen und Verhaltensregeln eine Besserung der Krankheitssymptomatik erreichen.

Da diese Verbesserungen oft subjektiv nur schwer wahrnehmbar sind, hilft es, ein Asthma-Tagebuch zu führen. In diesem Tagebuch werden nicht nur die Ergebnisse der regelmäßigen Peak-Flow-Messungen, sondern auch Symptome und Gebrauch der Bedarfsmedikamente notiert. So können Sie und Ihr Kind nach einiger Zeit feststellen, dass die Anfälle seltener werden und die Symptome sich verringert haben.

| 6.6 Gesunde Ernährung

Asthmatiker profitieren ganz besonders von gesunder, ausgewogener Ernährung. Vor allem Obst und Gemüse sollte Ihr Kind täglich zu sich nehmen, denn sie enthalten entzündungshemmende Nährstoffe wie die Vitamine A und E, Beta-Karotin oder Omega-3-Fettsäuren, die sich nachweislich positiv auf die Beschwerden bei Asthma auswirken.
Die Mittelmeerkost ist aus ernährungswissenschaftlicher Sicht die gesündeste Art, sich zu ernähren. Sie besteht im Wesentlichen aus Obst, Gemüse, Fisch, Olivenöl, Brot, Knoblauch und wenig Fleisch. Auf Süßigkeiten, Wurstwaren und fettreiche Käse- und Milchprodukte wird weitgehend verzichtet.

| 6.7 Vermeiden Sie Übergewicht

Übergewicht erhöht nicht nur das statistische Risiko, an Asthma zu erkranken, sondern macht dem Asthmatiker das Leben unnötig schwer. Denn ein bestehendes Asthma kann sich durch zu viele Pfunde verschlimmern. Bei übergewichtigen Kindern ist schweres Asthma häufiger als bei Normalgewichtigen. Warum das so ist, konnte wissenschaftlich noch nicht geklärt werden. Man vermutet, dass im Fettgewebe bestimmte Stoffe verstärkt gebildet werden, die Asthma verschlimmern. Darüber hinaus muss das Atemsystem wegen des höheren Körpergewichts mehr leisten und Übergewichtige sind meist ohnehin wesentlich untrainierter als Normalgewichtige.

| 6.8   Sport treiben erlaubt!

Früher wurden Kinder mit Asthma vom Schulsport befreit. Mittlerweile weiß man, dass Sport auch bei Asthma vorteilhaft ist. Denn Sport trainiert nicht nur die Muskeln, sondern auch die Atemwege und macht sie fit für Belastungen.

*Asthmakranke Kinder **sollen** Sport treiben. Voraussetzung ist jedoch, dass das Asthma behandelt wird und unter Kontrolle ist.*

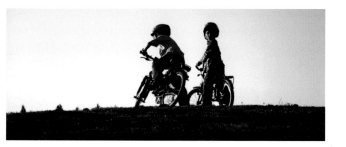

Durch regelmäßiges Training wird die Lungenfunktion verbessert und die Reizschwelle für das Auftreten eines Asthmaanfalls wird erhöht. Darüber hinaus verbessert Sport die Körperwahrnehmung. Besonders empfohlen werden Ausdauersportarten wie:

- Schwimmen
- Jogging oder Walking
- Radfahren

Prinzipiell sind jedoch alle Sportarten möglich und eine Befreiung vom Sportunterricht ist nicht notwendig. Worauf Sie als Eltern, aber auch Lehrer und Trainer achten sollten:

- Plötzliche oder Maximalbelastungen sollten vermieden werden.
- Aufwärmphasen sollten eingehalten werden.
- Wenn die Anstrengung zu groß wird, muss das Kind jederzeit abbrechen dürfen.
- Zu Pollenflugzeiten im Freien soll es keinen Sport treiben.
- Das Kind sollte immer sein Akutspray dabeihaben, falls es plötzlich unter Atemnot leidet.

Wenn Sie sich unsicher fühlen, können Sie Ihr Kind auch bei einer Lungensportgruppe anmelden. Diese gibt es in den meisten Städten für die verschiedensten Altersgruppen. Hier können die Kinder gemeinsam mit anderen Betroffenen unter Anleitung trainieren.

Informationen rund um den Lungensport erhalten Sie hier: www.lungensport.org.

7 Der akute Asthmaanfall – was tun?

Ziel der Behandlung des Asthmas ist nicht nur, die alltäglichen Beschwerden zu verringern, sondern auch, einen akuten Asthmaanfall zu verhindern. Dennoch kann immer eine unvorhergesehene Situation eintreten, die einen Anfall begünstigt.

> *Ihr Kind sollte* **immer** *sein Asthmaspray dabeihaben! Auch, wenn es schon lange keinen Anfall mehr hatte! Sinnvoll kann es sein, auch in der Schule oder zum Beispiel im Sportverein ein Spray zu deponieren.*

| 7.1 Warnzeichen des akuten Asthmaanfalls

- *Peak-Flow-Ampel wird gelb (siehe Kasten S. 42)*
- *Pfeifende Atemgeräusche*
- *Luftnot (besonders nachts) und Kurzatmigkeit*
- *Schwierigkeiten beim Sprechen*
- *Erschöpfung*
- *Husten (besonders nachts), der jedoch wegen der Atemschwäche eher schwach ist*
- *Hochgezogene Schultern*

In der Regel ereignet sich ein Asthmaanfall nicht aus heiterem Himmel, sondern meist sind sehr frühe Warnzeichen der Verschlechterung Stunden bis Tage vor dem Anfall erkennbar. Hinweise sind:

- Schnupfen oder Erkältung
- Atemgeräusche oder ein Engegefühl in der Brust (zum Beispiel beim Sport)
- Nächtliches Husten
- Unruhiger Schlaf
- Vermehrtes Schwitzen

| 7.2   Rechtzeitig handeln!

- *Lassen Sie das Kind das Notfallmedikament inhalieren, das immer greifbar sein sollte.*
- *Geraten Sie nicht in Panik, damit auch Ihr Kind nicht in Panik gerät! Das Erstickungsgefühl beim Asthmaanfall löst ohnehin starke Ängste aus. Durch die Angst steigt der Sauerstoffverbrauch und das Erstickungsgefühl verstärkt sich: Ein Teufelskreis entsteht.*
- *Helfen Sie Ihrem Kind, die Atemtechniken anzuwenden, die es in der Asthmaschulung gelernt hat (zum Beispiel Lippenbremse, Kutschersitz).*
- *Wiederholen Sie gegebenenfalls nach 30 Minuten die Inhalation des Notfallsprays.*
- *Lockern Sie eventuell einengende Kleidungsstücke.*

Helfen die Maßnahmen nicht, muss der Notarzt verständigt werden, denn dann droht ein Status asthmaticus.

| 7.3 Status asthmaticus

Der sogenannte Status asthmaticus ist die schwerste Form eines Asthmaanfalls. Er hält lange an und lässt sich durch die beim Anfall üblichen Maßnahmen nicht beseitigen.
Warnzeichen eines Status asthmaticus sind:

- Wirkungslosigkeit der Notfallmedikamente
- Leiserwerdende Atemgeräusche
- Ausgeprägte Angst und Erstickungsgefühle

Der Status asthmaticus kann lebensbedroh-lich sein und muss unbedingt im Krankenhaus behandelt werden. Bei Anzeichen für einen Status asthmaticus sollten Sie unverzüglich den Notarzt alarmieren.

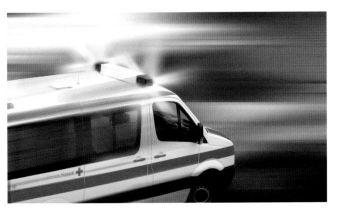

8   Leben mit Asthma

| 8.1   Asthma und Sport?

Ja, unbedingt. Asthma und Sport sind kein Gegensatz.
Selbst, wenn Ihr Kind unter dem sogenannten Anstrengungsasthma (siehe Seite 15) leidet, sollte es Sport treiben. Durch
Sport werden nicht nur die Muskeln, sondern auch die Atemwege trainiert. Zudem wird die Entstehung von Übergewicht,
das sich verschlechternd auf Asthma auswirkt, verhindert.

| 8.2   Mit Asthma in die Ferien!

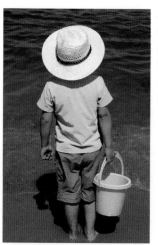

Auch Kinder mit Asthma
müssen auf die schönste Zeit
des Jahres nicht verzichten.
Damit der Urlaub unbeschwert
wird, sollten Sie einige Dinge
beachten:
• Informieren Sie sich gut
  überIhr Reiseziel (z. B. Luft-
  feuchtigkeit, Schadstoffemis-
  sionen, Temperaturen, Blüte-
  zeiten sowie Feinstaub- und
  Ozonbelastung in Großstädten
  etc.), damit die ganze Familie
  die Ferien genießen kann.

- Hohe UV-Belastungen und die Einnahme von Kortison-Tabletten vertragen sich nicht immer, fragen Sie den Arzt danach.
- Erkundigen Sie sich beim Veranstalter nach Allergiker-Zimmern. Immer mehr Hotels bieten sie an.

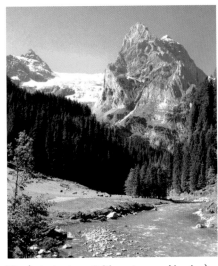

- Sorgen Sie rechtzeitig (mindestens 2 Monate vor Abreise) für den erforderlichen Impfschutz. Kortison kann die Wirksamkeit von Impfungen beeinträchtigen.
- Bei Flugreisen müssen die Medikamente ins Handgepäck.
- Sprechen Sie mit dem Arzt, damit er Ihnen einen Medikamentenplan für die Ferien erstellt.
- Nehmen Sie einen ausreichenden Medikamentenvorrat mit. Bei Reisen in einige Länder benötigen Sie dafür eine gesonderte Bescheinigung.

Ideal für Kinder mit Asthma sind bestimmte klimatische Regionen wie das Hochgebirge (zwischen 1000 und 3000 Metern) oder die Nord- und Ostsee.

| 8.3 Asthma und Schule

Da die Zahl der unter Asthma leidenden Kinder stetig zu-
nimmt, ist das Thema Asthma in der Schule inzwischen nichts
Ungewöhnliches mehr. Trotzdem sollten Sie alle Lehrer (und
diese eventuell die Mitschüler) Ihres Kindes über die Erkrankung informieren. Vielleicht ist das auch ein guter Anlass, eine
Schulstunde über Asthma zu halten.
Eine Befreiung vom Schulsport ist selten notwendig, aber der
Sportlehrer sollte informiert werden, worauf er bei Ihrem Kind
ganz besonders zu achten hat (siehe Seite 50).

Literaturtipps für Kinder mit Asthma:
*Stephan Theiling, Rüdiger Szczepanski, Thomas Lob-
Corzelius: Der Luftkurs für Kinder mit Asthma. Ein
fröhliches Lern- und Lesebuch für Kinder und ihre
Eltern. 3. Auflage Stuttgart, 2001, ISBN 3893736447
Robert-Koch-Institut: Ich habe Asthma - Na und?
Ein Ratgeber für Kids. 2005
Robert-Koch-Institut: Ratgeber Asthma für Eltern.
2005*

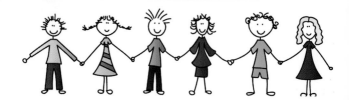

| 8.4   Asthma und Berufsausbildung

Bei der Berufswahl sind Jugendliche mit Asthma – je nach Art der Allergie – unter Umständen eingeschränkt. Generell verbieten sich Berufe, bei denen ein Kontakt mit dem Allergen möglich ist (wie Tierpfleger bei Tierhaarallergie). Auch handwerkliche Berufe, bei denen der Kontakt oder das Einatmen chemischer oder anderer belastender Substanzen dauerhaft nicht vermieden werden kann, wie Tischler, Friseur oder Fußbodenleger, sind ungeeignet. Gut geeignet sind dagegen viele Büroberufe oder Berufe im sozialen/pädagogischen Bereich.

> *Eine intensive Berufsberatung ist für Jugendliche mit Asthma besonders wichtig, um einen vorzeitigen Abbruch der Ausbildung oder gar eine spätere Berufsunfähigkeit zu vermeiden.*

In die Berufsberatung werden Lehrer und Arzt miteinbezogen. Die Bundesanstalt für Arbeit verfügt über spezialisierte Berater für allergiekranke Jugendliche.
Für Fälle, in denen die Entscheidungsfindung besonders schwierig ist (aufgrund des besonderen Berufswunsches, des Schulabschlusses oder eines Mangels an geeigneten Lehrstellen), gibt es in Deutschland bislang 3 Ausbildungszentren, die Jugendlichen mit speziellen Kursen weiterhelfen können:

- CJD Asthmazentrum Berchtesgaden
- Jugendaufbauwerk Sylt in Hörnum
- Theodor-Schäfer-Berufsbildungswerk Husum

Adressen

Deutsche Atemwegsliga e.V.
Burgstraße 12
33175 Bad Lippspringe
Telefon: 05252/933615
Internet: www.atemwegsliga.de

**Deutsche Gesellschaft für Pneumologie
und Beatmungsmedizin e.V. (DGP)**
Postfach 1237
59355 Werne
Telefon: 02389/5275-27
E-Mail: info@pneumologie.de
Internet: www.pneumologie.de

Deutscher Allergie- und Asthmabund e.V. (DAAB)
Fliethstraße 114
41061 Mönchengladbach
Telefon: 02161/81494-0
E-Mail: info@daab.de
Internet: www.daab.de

Patientenliga Atemwegserkrankungen e.V.

Berliner Straße 84

55276 Dienheim

Telefon: 06133/3543

E-Mail: pla@patientenliga-atemwegserkrankungen.de

Deutsche Lungenstiftung e.V.

Herrenhäuser Kirchweg 5

30167 Hannover

Telefon: 0511/2155110

E-Mail: deutsche.lungenstiftung@t-online.de

Internet: www.lungenstiftung.de

Monks – Ärzte im Netz GmbH

Tegernseer Landstraße 138

81539 München

Telefon: 089/642482-0

E-Mail: info@lungenaerzte-im-netz.de

Internet: www.lungenaerzte-im-netz.de

Arbeitsgemeinschaft Lungensport in Deutschland e.V.

c/o PCM

Wilhelm-Theodor-Römheld-Straße 20

55130 Mainz

Telefon: 06131/9718832

E-Mail: lungensport@pharmedico.de

Internet: www.lungensport.org

Glossar

Allergen: Stoff, auf den der Körper mit einer allergischen Reaktion antwortet

Alveolen (Lungenbläschen): kleinste Einheit des Atmungsapparats; über die Alveolen findet der Gasaustausch statt: Sauerstoff wird ins Blut abgegeben und CO_2 wird aus dem Blut aufgenommen und abgeatmet

Asthmaanfall: die akute Ausprägung von Asthma; ereignet sich häufig nachts; Zeichen sind pfeifende Atmung, trockener Husten, Engegefühl in der Brust, Luftnot

Bedarfsmedikamente (Reliever): Medikamente, die nur bei Auftreten von Asthmasymptomen bzw. bei einem Asthmaanfall eingenommen werden

Beta-2-Sympathomimetika (auch Betamimetika, Sympathomimetika, Adrenergika genannt): gehören zu den Bedarfsmedikamenten, sie entspannen die Atemmuskulatur und erweitern so die Bronchien

Bronchien: über die Bronchien gelangt die Luft in die Lungenbläschen (Alveolen)

COPD (engl.: chronic obstructive pulmonary disease): auch als chronisch-obstruktive Lungenerkrankung bezeichnet; eine mögliche Spätfolge lebenslangen Asthmas mit dauerhafter und fortschreitender Einengung der Atemwege

Dosieraerosol: Inhalationsgerät, mit dem das Asthmamedikament in Form eines Sprays eingeatmet wird

Hyposensibilisierung: auch als Desensibilisierung oder (spezifische) Immuntherapie bezeichnet; der allergieauslösende Stoff wird in Form von stark verdünnten Extrakten unter die Haut gespritzt, um den Körper an die Substanz zu gewöhnen. Ziel ist, dass die allergische Reaktion ausbleibt

Kortikosteroide: Medikamente, die aus Kortison hergestellt werden

Kortison: gehört zu den Langzeitmedikamenten, verringert die Entzündungsneigung in den Bronchien

Kutschersitz: Körperhaltung zur Erleichterung des Atmens

Langzeitmedikamente (Controller): Medikamente, die regelmäßig dauerhaft eingenommen werden, um das Asthma unter Kontrolle zu halten und Anfälle zu verhindern

Lippenbremse: Atemtechnik zur Erleichterung beim Asthmaanfall

Lungenfunktionstest: kann als sog. Spirometrie oder Ganzkörperplethysmographie erfolgen; misst die Kapazität der Lunge, wichtig für die Beurteilung des Behandlungserfolgs

Peak-Flow-Messung: Messung der Lungenfunktion zur Kontrolle des Asthmas, wird zuhause (mindestens) täglich gemessen

Pulverinhalator: funktioniert ähnlich wie ein Dosieraerosol, nur dass das Medikament nicht als Sprühnebel, sondern als Pulver inhaliert wird

Spacer: Inhalierhilfe, die aus einer dem Dosieraerosol vorgeschalteten Kammer mit Mundstück besteht; dient dazu, dass ein größerer Anteil des Medikaments in die Lunge gelangt

Trigger: Auslöser einer allergischen Reaktion

Index

Redaktion: Ulrike Kriegel; Nathalie Blanck
Layout: Petra Rau
Satz: Verlags-Service Marion Mühlbauer
Fotos: Fotolia
Herstellung: Petra Rau

Wichtiger Hinweis:
Der Stand der medizinischen Wissenschaft ist durch Forschung und
klinische Erfahrung ständig im Wandel. Autor und Verlag haben größte
Mühe darauf verwandt, dass die Angaben in diesem Werk korrekt sind
und dem derzeitigen Wissensstand entsprechen. Für die Angaben kann
von Autor und Verlag jedoch keine Gewähr übernommen werden. Jeder
Benutzer ist dazu aufgefordert, Angaben dieses Werkes gegebenenfalls
zu überprüfen und in eigener Verantwortung am Patienten zu handeln.

© 2011 Börm Bruckmeier Verlag GmbH
Nördliche Münchner Str. 28, 82031 Grünwald
www.media4u.com
ISBN 978-3-89862-819-8
Druck: Printed in China through Colorcraft Ltd., Hong Kong